南京创新型科普图书

江宁区社会心理服务体系建设智库成果

安心归来

危机后的心理重建

陈沛然 编著　余伯宜 绘

科学普及出版社

·北　京·

图书在版编目（CIP）数据

安心归来：危机后的心理重建 / 陈沛然编著；余
伯宜绘 . -- 北京：科学普及出版社，2020.9
ISBN 978-7-110-10141-4

Ⅰ.①安… Ⅱ.①陈… ②余… Ⅲ.①心理健康—普
及读物 Ⅳ.① R395.6-49

中国版本图书馆 CIP 数据核字（2020）第 157414 号

策划编辑	符晓静　齐　放
责任编辑	符晓静　张敬一
正文设计	中文天地
封面设计	中科星河
责任校对	张晓莉
责任印制	徐　飞

出　　版	科学普及出版社
发　　行	中国科学技术出版社有限公司发行部
地　　址	北京市海淀区中关村南大街16号
邮　　编	100081
发行电话	010-62173865
传　　真	010-62173081
网　　址	http://www.cspbooks.com.cn

开　　本	787mm×1092mm　1/32
字　　数	50千字
印　　张	3.5
印　　数	1—6000册
版　　次	2020年9月第1版
印　　次	2020年9月第1次印刷
印　　刷	北京盛通印刷股份有限公司
书　　号	ISBN 978-7-110-10141-4 / R·887
定　　价	18.00元

编委会

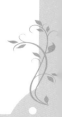

要加强心理干预和疏导，有针对性做好人文关怀。

——习近平2020年2月3日在研究加强新型冠状病毒感染的肺炎疫情防控工作时的讲话

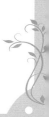

致读者

习近平总书记指出:"科学技术是一项既造福社会又依赖社会的事业,科学技术发展需要广泛的公众理解和积极的社会参与。"2020 年年初,突如其来的新型冠状病毒肺炎(以下简称"新冠肺炎")疫情不仅打乱了人们正常的生产生活秩序,也为世界经济带来巨大影响。普及科学知识,弘扬科学精神,引导人们理性看待新冠肺炎疫情,增强自我防范意识和防护能力,显得尤其重要。

科普图书是普及科学知识、弘扬科学精神、传播科学思想、倡导科学方法的基本形式和重要载体。2018 年以来,为提升市民科学素质、建设具有全球影响力的创新名城,南京市科学技术协会(以下简称"南京市科协")开展资助创新型科普图书工作:通过对那些具备科学性、思想性、艺术性、知识性,贴近大众并且内容丰富的科普图书择优资助,促进科普创作深入开展。

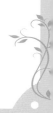

2020 年，经过公开申报、专家评审、社会公示等程序，《戏墨本草》《安心归来——危机后的心理重建》《身边的科普》农民画绘本、科普动漫《石头娃》系列等获得了"南京市科协创新型科普图书"资助。今后，南京市科协将持续支持创新型科普图书的创作，期待广大科技工作者、科普工作者、科技志愿者积极参与优秀科普作品创作，营造讲科学、爱科学、学科学、用科学的良好社会氛围，为培育创新文化、建设"创新名城、美丽古都"做出更加积极的贡献。

南京市科学技术协会

2020 年 7 月 23 日

序言：安心归来

当危机事件爆发后，我们可能深受危机事件影响无法自拔。例如，距离新冠肺炎疫情暴发已经过去一段时间了，但是，很多人还未能完全从疫情带来的阴影中走出来。在疫情暴发后，我们不禁真切地感叹："疾病与死亡，原来离自己是那么近。"

后来，我们陆陆续续地返回工作场地。"宅到发慌"的我们，开始变得不适应——不能再"昏天黑地"地睡觉；不能再抱着手机随心所欲地上网；明明歇了这么多天，却感觉身心疲惫；一想到复工，就觉得压力太大，还想再躲几天……出现这些情况，其实并非偶然，因为我们还处于面对危机事件时的心理退行阶段。我们像回到了孩童时期，面对这个世界，突然茫然无措了起来。这时候，我们需要做的是：觉察自己的状态，进行危机后心理重建，让那个"变回儿童"的自己，重

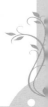

新"成长"起来。

疫情发生以来，习近平总书记多次强调"要加强心理干预和疏导，有针对性做好人文关怀"。为此，我们编写了这本《安心归来——危机后的心理重建》。本书围绕危机事件发生后公众的"心理状态评估""常见心理问题""自我心理调适""心理重建"和"心理干预"5个方面展开，以第一人称展开叙述，既有扫二维码"在线评估"帮助我们发现心理问题，也有扫二维码"和我一起做"（音频）引导我们进行心理调适，相信会是帮助我们积极应对危机事件的"强心针"和"定心丸"。

希望广大读者不仅能从本书中获得对自己有用的信息，还能将这些信息善意地传递给更多需要帮助的人。让我们同心协力，共同度过危机后的心理重建期，还原一个坚强、坚定的"我"。由于编者能力有限，错误和疏漏之处请广大读者不吝赐教，批评指正（电子邮箱：472658625@qq.com）。

陈沛然

2020年立春·于江宁方山

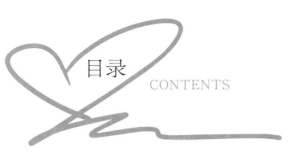

目录
CONTENTS

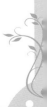

我受到冲击了吗？
——危机后公众的心理状态评估

或许症状是意义的信差，而且只有在它们的意义获得理解后，症状才会消失。

——欧文·亚隆

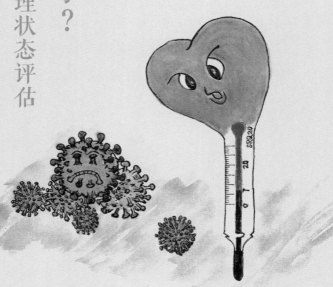

正如习近平总书记 2020 年 2 月 3 日在中央政治局常委会会议研究应对新型冠状病毒肺炎（以下简称"新冠肺炎"）疫情防控工作时所指出的，"当前疫情防控形势严峻复杂，一些群众存在焦虑、恐惧心理"。

的确，受到突如其来的新型冠状病毒的影响，我们都笼罩在可能因病毒传播而感染的恐慌中，没有人可以置身"毒"外。各地的口罩、消毒水等防疫用品都卖断货了。我们不敢轻易出门，取而代之的是铺天盖地、难辨真假的网络信息，以及由此带来的各种令人难过的情绪。

我们每天都在关注和刷新疫情实况，在微信朋友圈转发各种与疫情相关的推文，平日里与亲朋好友聊天的内容不再是家长里短，而变成了新冠肺炎疫情的最新进展。

面对疾病、死亡等危机事件，我们每一个人都可能被卷入其中。无论是奋斗在一线的医务工作者、志愿者，还是疾病的确诊患者和疑似患者，或是其他易感人群、普通民众，都不免感到恐慌不安，心烦意乱。甚至还听一些身边的朋友说，每天看着手机上的网络信息，常常看着看着就忍不住哭了。

在这样的特殊时期，我们容易陷入心理危机之中，产生自责、悲哀、绝望等负面情绪，甚至可能会出现应激相关障碍。比如，出现失眠、没有胃口等躯体化症状，或是出现恐惧、焦虑、疑病等心理不适状况。

1. 心理健康状况评估：快来试一试

首先，我们可以通过临床心理评估《心理健康自评问卷（SRQ-20）》（下页表），了解一下自身的心理健康状况。

心理健康自评问卷（SRQ-20）

在过去 30 天里，您是否受到一些困扰？以下包含 20 个问题条目。如果哪个条目与您的情况相符，并在过去的 30 天内存在，请选择"是"；如果这个条目与您的情况不相符，或在过去的 30 天内不存在，请选择"否"。所有回答没有对错之分，如果您不能确定该如何回答某个条目，请尽量给出您认为最恰当的回答。

题项	描　述	选择	
1	你是否经常头痛？	是	否
2	你是否食欲差？	是	否
3	你是否睡眠差？	是	否
4	你是否易受惊吓？	是	否
5	你是否手抖？	是	否
6	你是否感觉不安、紧张或担忧？	是	否
7	你是否消化不良？	是	否
8	你是否思维不清晰？	是	否
9	你是否感觉不快乐？	是	否
10	你是否比原来哭得多？	是	否
11	你是否发现很难从日常活动中得到乐趣？	是	否

题项	描　述	选择	
12	你是否发现自己很难做决定？	是	否
13	日常工作是否令你感到痛苦？	是	否
14	你在生活中是否不能起到应起的作用？	是	否
15	你是否丧失了对事物的兴趣？	是	否
16	你是否感到自己是个无价值的人？	是	否
17	你头脑中是否出现过结束自己生命的想法？	是	否
18	你是否什么时候都感到累？	是	否
19	你是否感到胃部不适？	是	否
20	你是否容易疲劳？	是	否

注：出自原卫生部办公厅关于印发《紧急心理危机干预指导原则》的通知（卫发明电〔2008〕52号）

　　这份问卷的评分规则十分简单：每个题项1分，选择"是"计1分，选择"否"计0分。如

我受到冲击了吗？——危机后公众的心理状态评估

果得分达到了 7 分甚至更多，并出现睡眠质量不好、没有胃口等躯体化症状，或是产生了紧张、恐惧、焦虑等心理不适，那我们可能真的"中招"了！不过，也不用过于紧张或恐慌，看看本书在后面介绍的方法吧！

扫一扫，在线评估

2. 社会心态分析：大家和我一样吗

　　截至 2020 年 2 月 29 日 24 时，我们收到来自全国除海南省、西藏自治区和宁夏回族自治区之外的 31 个省（自治区、直辖市和港、澳、台地区）的共 1499 份问卷。经统计分析发现：虽然 59.6% 的人心理健康状况受新冠肺炎疫情的影响并不十分严重（是可控的），但也有 13.0% 的人表现出了较为强烈的心理咨询服务需求。

　　例如，面对突如其来的新冠肺炎疫情，人们不同程度地出现了一些心理应激反应和一些心理不适症状。具体包括：

　　（1）有 35.6% 的人因为持续紧张和严峻的疫情形势，受到惊吓，感到不安和担忧。

　　（2）有 37.3% 的人认为疫情打乱了自己的工作、学习和生活计划，感觉很不愉快、没有乐趣。

（3）有 43.7% 的人表示自己在家待着的时间太久了，不知道该干些什么，"左也不是，右也不是"，从而变得不会做决定、难以做决定了。

（4）有 47.2% 的人感觉在最近一段时间里，虽然天天吃吃睡睡并不那么辛苦，但依然感觉很疲倦。

（5）分别有 29.9%、38.1% 和 22.0% 的人，已经出现了一些躯体化症状，比如胃部不舒服（消化不良、胃口差）、睡眠质量差、经常头疼等。

（6）有 24.1% 的人出现"对事物丧失兴趣"或"感觉自己无价值"，甚至是"想结束自己生命"等持续的、较为明显的抑郁状态。

扫码看视频，精彩早知道
（普通话版）

扫码看视频，精彩早知道
（南京江宁方言版）

我在消极防御吗？
——危机后公众的常见心理问题

在焦虑的情形中，危险感是由内在的心理因素所激发和夸张的，无能为力的感觉也是由个人态度所决定的。

——卡伦·霍妮

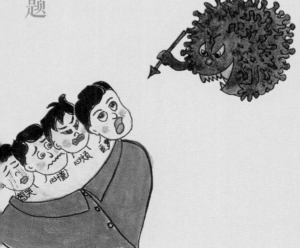

当我们做过心理评估之后，可能会发现，以往自己身心状态还是不错的，没想到在经历类似新冠肺炎疫情等危机事件之后却变得不那么好了。这其实涉及一个概念，叫作心理应激。

应激，是指"应对刺激"。这种刺激在这里指的是一些危急的、对人有影响的情境和事件。所以，心理应激一般是指一种情绪状态，即在危险性、威胁性刺激的情况下，我们所产生的紧张情绪状态。不难发现，在新冠肺炎疫情发生之后，我们都出现了紧张、恐惧、焦虑、抑郁等情绪状态。此外，心理应激有时也与生理应激相关联，因此，我们可能会出现一些躯体化症状。

心理应激对我们的影响，通常受到两个因素的制约：一个是刺激的大小和严重程度，另一个就是我们自己对刺激事件的认识和反应。就像新冠肺炎疫情，它是一个大的刺激事件，我们或多或少地受到了影响，出现了心理应激状态。

而在我们之中，有些人能够相对平静地看待这件事，保持规律的作息习惯和正常的生活节奏，但有些人则会整天唉声叹气，感觉胸闷气短，脾气暴躁。

实际上，心理应激对我们而言，虽有坏处，但也有好处。它对我们的负面影响是：长期或过度的心理应激，可能会损害免疫系统，导致我们生病。它对我们的正面影响是：①维持适度的应激水平，可以帮助我们调动自身的心智资源，更好地应对类似疫情这样的危机事件；②若我们能及时地转变认知、学习正确的心理调适方法，在经历过应激事件之后，我们会获得相应的成长经验，并将其保存在大脑中，为以后的应激事件提供心理准备。

接下来，就让我们一起来了解一下，心理应激导致的常见问题以及如何改善。

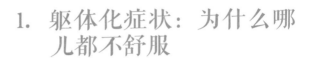

1. 躯体化症状：为什么哪儿都不舒服

根据《心理健康自评问卷（SRQ-20）》测评，如果我们在第1题、第2题、第3题、第7题、第19题中的一个或几个题项中选择了"是"，说明我们可能在应激事件中或多或少地出现了身体不适。

躯体即身体，躯体化是一种临床表现，而非疾病名称，是指我们感觉和表述有身体不适的倾向。在类似新冠肺炎疫情等危机事件发生后，我们中的许多人可能都明显感觉头痛、乏力、失眠、肌肉酸痛、胃肠道不适等，但这些症状大多找不到器质性病变的解释。这是因为在危机中我们积攒了很多负面情绪，但又没能很好地疏解它们，这些负面情绪才转化成了身体的不适。所以，身体发出的这些"信号"，这些是在提醒我们"该注意自己的心理健康状态"啦。

回忆过去发生的一些重大灾害事件，你或许会发现，这些事件过后都会让我们感觉到一定的身体不适。比如，2003年"非典"来袭，我们守着电视机，关注疫情的消息，不少人感觉心悸、胸闷；2008年汶川大地震过后偶发的余震令人后怕不已，有的人感觉口干舌燥，有的人变得异常警觉，时常头痛；2015年天津港大爆炸发生后，我们会因伤痛、恐惧而浑身乏力；2019年猪瘟盛行，猪肉价格疯涨，我们吃肉吃得少了，却感觉经常"上火"，牙龈肿痛，吃不下饭。

直通现场

小王（化名），男，30岁，普通职工。一周前，小王所居住的南京江宁某小区附近有人不幸被确诊为新冠肺炎，小王听着救护车呼啸而过，心里感到非常慌乱。他想起来前几天自己出门买菜，只戴了口罩而没有戴手套，虽然回家之后他洗了手，但还是有种后怕的感觉。此后，他总感觉自己头疼、发热。不仅如此，他还经常拉肚子，就连每次躺在沙发上刷手机的时候，都感觉浑身不得劲儿。为此，他非常苦恼，晚上经常睡不着，脾气也变得暴躁了许多。

当我们处于应激状态时，应当如何调整伴随而来的躯体化症状呢？我们已经知道，身体不适有时候是情绪问题导致的，在特殊时期更是如此。因此，一方面，我们不必过度担心身体出现的症状，有些轻度症状会随着疫情过去而自然消解；另一方面，觉察一下自己是否过于恐惧、焦虑，对网络上的信息是否经常感到愤怒、悲伤、无能为力，我们可以选择适当的方式发泄情绪。一旦打开心结，躯体化症状往往也会随之消解。

扫一扫，在线评估

2. 焦虑：为什么心烦意乱

根据《心理健康自评问卷（SRQ-20）》测评，如果我们在第 6 题和第 12 题中的一个或两个题项中选择了"是"，说明我们可能在应激事件中或多或少地感觉到了焦虑。

焦虑，是人们对自己或亲人的生命安全、前途命运等过度担心而产生的一种烦躁情绪。例如，在面对新冠肺炎时，我们中的许多人都出现了着急、思念、忧愁、紧张、恐慌、不安等情绪，这是面对疫情时普遍存在的一种应激反应。

我们从以往的重大灾害事件中可以发现，焦虑心理是灾情、疫情发生后常见和直接的心理反应之一。比如，2010 年西南五省出现特大旱灾，不少田地颗粒无收，人们心焦气躁，忍不住屯水屯粮，生怕受到灾情影响；2018 年超强台风"山竹"侵袭东南沿海地区，人们躲在家中，听着门窗猎猎作响，不敢使用电器，坐立难安，食不下咽；在 2019 年的江苏响水大爆炸后，我们如同一线记者一般，实时跟进灾情，唯恐错过一条重要信息。

直通现场

　　赵阿姨，女，56 岁，南京江宁某社区医院退休职工。新冠肺炎疫情让赵阿姨特别焦虑，经常莫名其妙地想发脾气，对于听到的"官员一问三不知""回收二手口罩""天价白菜"等传言，更是愤怒不已。除此之外，赵阿姨每次出门前都觉得特别危险，认为到处都是病毒，口罩必须同时戴两个才行；回家后，赵阿姨会使用全身喷洒酒精的方法来消毒。疫情发生以来，赵阿姨睡眠质量变差，总想着家里还不够干净，即使有时候勉强睡着了，也会做各种关于传染病的噩梦。

　　面对焦虑情绪，我们应该如何应对？首先，我们要理解"焦虑应激"的存在。类似疫情等危机事件的持续发展，会让我们持续处于"应激"状态中，由此产生的这些生理或心理上的变化都是正常的，是帮助我们更好地应对压力的表现。

其次，我们要学会如何同"焦虑应激"相处。我们可以试着回忆一下，以前面对压力时，使用了哪些应对方法。如果这些应对方法现在依然对自己有用，那么可以继续使用。最后，我们还可以尝试在目前的混乱中，找回原来的生活节奏，制订合理的计划，并去执行它，以逐渐恢复内心的稳定感。

扫一扫，在线评估

3. 恐惧: 为什么心里"发毛"

根据《心理健康自评问卷（SRQ-20）》测评，如果我们在第 4 题和第 5 题中的一个或两个题项中选择了"是"，说明我们可能在应激事件中或多或少地感觉到了恐惧。

恐惧，是负面情绪的一种，是我们在面临某种危险环境时，企图摆脱而又无能为力时产生的一种强烈压抑的情绪体验。恐惧心理对人的身心健康危害很大。一方面，人在产生恐惧时，常伴随一系列身体上的变化，如心跳加速或心律不齐、呼吸短促或停顿、血压升高、脸色苍白、嘴唇颤抖、嘴发干、冒冷汗、四肢无力等，这些生理功能紊乱的现象，往往会导致或促使我们产生躯体疾病；另一方面，恐惧还会使我们的知觉、记忆和思维过程发生障碍，失去对当前情景分析、判断的能力，并可能使行为失调。

我们曾经历过很多重大事件，仔细回忆，我们会发现，事件过后，有一部分人仍然存在恐惧不适感。比如，1998 年特大洪水，受灾人口122.23 亿人，人们谈"洪"色变，听着广播，守着电视，深感恐惧悲痛；2009 年京沪特大交通事故，47 辆车连环碰撞，场面惨烈，有的人一边开车一边听新闻，不仅冒冷汗，还心慌手抖，恐惧不已；回忆起 2016 年江苏盐城的龙卷风袭击事件，不少亲历者现在遇到稍大的风时，都会想起那次灾难，心生压抑。

直通现场

文强（化名），男，41 岁，大专文化，某食品厂技术员。在新冠肺炎疫情发生后，文强经常浏览微信、微博平台的信息，十分担心病毒会传染到自己身上，感觉做什么都无能为力，很难放松下来，一直处于压抑状态。这种恐惧已经让文强失去了正常的判断能力，他认为门把手、电梯按键、地铁车厢，好像到处都有"敌人"，身边的人打一个喷嚏他就立刻陷入"我会不会被感染"的担忧中……文强希望疫情早些结束，想早点脱离这种恐惧的状态。眼看着要复工上班了，确诊人数却越来越多，文强很害怕，不敢回厂上班，他不知道这样的日子什么时候是个头。

　　危机事件发生后，当我们处于恐惧状态时，应该如何自我应对呢？恐惧源于我们自身对事物的不了解和不确定，因此通过提高对事物的认知水平能帮助我们提高预见力。以疫情为例，首先，在疫情期间，我们不能轻信那些制造恐慌的谣言，也不能够利用网络渠道传播谣言；其次，我们要定期关注权威渠道发布的信息，了解事件的真实情况；最后，我们要谨遵专家的建议，了解和学习相应防控疫情的注意事项。如此才能帮助我们消除恐惧，沉着冷静地应对疫情。

扫一扫，在线评估

4. 抑郁: 为什么无精打采

根据《心理健康自评问卷（SRQ-20）》测评，如果我们在第 8 题、第 9 题、第 10 题、第 11 题、第 13 题、第 14 题、第 15 题、第 16 题、第 17 题、第 18 题、第 20 题中的一个或几个题项中选择了"是"，说明我们可能在应激事件中或多或少地出现了抑郁状态。

抑郁，是负面情感增强的表现，我们会自觉情绪低沉，整日忧心忡忡，对自我能力估计过低，对周围困难估计过高。例如，在此次新冠肺炎疫情发生后，面对铺天盖地的疫情新闻，我们中的不少人都出现了不同程度的抑郁症状。症状轻一些的人，兴趣索然、无精打采、脑力和体力不足、不愿活动、愁容满面；症状重一些的人，双目含泪、辗转不安或绝望至极，甚至头脑里还会闪过自杀的想法。

21

在灾情和疫情面前，抑郁情绪似乎很容易发生，它像是一股洪流搅动着我们的各种情绪。比如，2008 年雪灾，超过 800 万人受灾，5 万多人紧急转移，我们蜷缩在家中感觉心底的寒意难以驱散，情绪低落，不想出门；2010 年玉树地震，又有很多人在这场灾难发生后流离失所，我们开始觉得生活、学习都前景黯淡，前途一片茫然，难以振作起来；2020 年梅雨季节，长江中下游地区发生洪涝灾害，许多人愁眉苦脸地看着窗外的暴雨，听着新闻里的灾情报告，感觉对什么事都提不起兴趣。

直通现场

晓敏（化名），女，21 岁，湖北武汉人，江宁大学城某大专院校学生，性格内向，情感丰富。春节将至之时，新冠肺炎忽然来袭，每天打开手机都是铺天盖地的疫情新闻报道。"全国累计确诊新型肺炎 ×× 例""最新疫情地图""湖北新增 ×× 例""新型肺炎已致 ×× 人死亡""急寻这 ×× 个车次、轮船、航班同行人"……身处疫情重区的晓敏时常感到"心里压着一块石头""喘不过气""打不起精神"，对任何事情都变得毫无兴趣。晓敏对未来感到绝望，对父母不采取防护措施而感到愤怒、委屈，感觉自己无论做什么，也都是无济于事。这样的情况已经持续半个多月了。

　　危机事件持续存在的压力会让我们在生理、思维、情绪和行为上都出现变化，而这些变化通常是"应激"的表现。那么，当我们出现了抑郁症状，该如何调整呢？首先，我们要知道，在疫情中，我们情绪上发生的这些变化，都是正常的。这是我们的身体在为压力做准备，以帮助我们更好地应对压力，并不意味着我们是脆弱的、有错的。其次，我们可以趁这个机会，和自己好好相处一段日子，看自己一直想看却没看的书，写自己一直想写却没写的信，做以前一直想做但却没有机会去做的事……就停留在现在，去寻找当下的意义、生活的意义，重新打起精神来，挖掘自己更多的可能。

扫一扫，在线评估

我会自我调整吗？
——危机后公众的自我心理调适

人类心灵深处，有许多沉睡的力量，唤醒这些人们从未梦想过的力量，巧妙运用，便能彻底改变一生。

——奥瑞森·梅伦

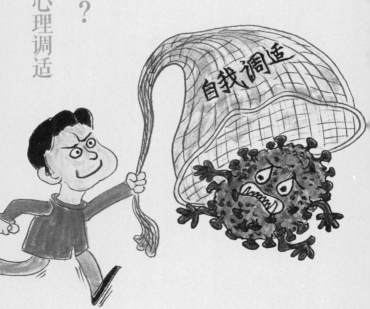

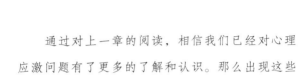

　　通过对上一章的阅读，相信我们已经对心理应激问题有了更多的了解和认识。那么出现这些问题之后，我们应该如何来进行自我调适呢？

　　我们需要一个较为完整的流程来帮助自己更好地适应。例如，新冠肺炎疫情发生后，我们可能早已累积了不少负面情绪。如果我们被这些不好的情绪控制，那么我们的学习、工作和生活都可能因此受到很大的影响。

　　面对危机事件，我们要先学会合理地宣泄不良情绪，通过情绪表达和适当运动，尝试将我们的情绪外放。当我们心情平复之后，便可以尝试恢复正常的作息习惯了。在正常作息习惯的帮助下，我们还需要转变认知，调动大脑开始积极地思考：接下来能做些什么？如何规划？如何让自己从心理"泥潭"中重新站起？当然，忙碌之余，我们也不要忘记让自己进行适当放松。最后，我们还可以在战胜心理"危机"的过程中，寻求更多的社会支持，或是把我们的经验告诉更多的亲朋好友，进而让自己获得更多的安全感和价值感。

接下来，我们将一起分享这些经验和方法。

1. 合理宣泄：把心里的"火"喊出来吧

我们的心就好比一个容器，负面情绪就像是灰尘。如果"灰尘"堆积得太多，心就不会那么鲜活了。同样，在新冠肺炎疫情下，我们的负面情绪如果不能得到一个及时、合理的宣泄，就很容易出现身心不适，进而引发一系列的心理问题。合理宣泄，能够帮助我们释放内心的负面情绪，平衡心态，从而积极地面对疫情，处理好危机后的工作、生活。

那么，在这个特殊的时期，我们应该如何进行合理宣泄呢？我们可以做下面这样的尝试。

和我一起做

首先，请找一个最舒适的姿势躺好，慢慢地做均匀、舒缓的深呼吸。非常好，现在请你觉察一下自己的感觉，是不是像有一团棉絮堵在心口部位，让你的呼吸不太顺畅？

是的，的确是一团像棉絮似的东西堵在胸口。那么，请你好好感受一下这种滋味。

仔细地想一想，这一团"棉絮"究竟是什么？它里面是愤怒吗？是委屈吗？请说出它是什么情绪。

现在，让我们回忆一下最近发生的事情，是什么事情让你有了这团"棉絮"？

很好，现在请大声地说出来！

接下来，让我们开始尝试把它排出你的体内，不再让它堵塞你的呼吸。

现在，请你让这个圆形的、没有温度的、拳头般大小的东西在你的胸口部位慢慢旋转起来。对，慢慢加速旋转。现在它已经快速地旋转起来了，而且越转越快。

我们做第一个深呼吸。好，吸气、呼气，随着你的呼气，这个圆形东西的一部分顺着你的口腔快速地排到体外。你会发现这个圆形的东西变得比刚才小了一些，你感觉到了吗？

现在，让我们做第二个深呼吸。好，吸气、呼气，很好，随着你的呼气，这个圆形东西的一部分又排到你的体外了，你会发现它比刚才又小了一点。

　　继续做第三个深呼吸。吸气、呼气。

　　第四个深呼吸。吸气、呼气。

　　第五个深呼吸。吸气、呼气。

　　你会发现，刚才那个堵在你胸口的东西基本已经被排出去了。非常好，现在请你用力做最后3个深呼吸，把残余的部分彻底地清除干净。

　　好好感觉一下你的胸口部位。这时，已经变得非常顺畅，没有任何阻碍，深吸一口气，感觉一下，你的整个胸腔变得通透，像初生婴儿般干净。再次回想一下，你胸口顺畅的感觉，再做2个深呼吸。

　　请你慢慢地睁开眼睛，做1个深呼吸，记住此时的感受。

扫一扫，和我一起做

假如心中还有很多负面情绪没能释放出来，我们还可以通过中强度的身体运动，将压抑在内心的愤怒、紧张和烦闷等负面情绪进行宣泄，使身心得以放松。

2. 规律作息：从好好吃一顿饭、睡一觉开始吧

回想一下，在类似新冠肺炎疫情这样的危机事件爆发之后，我们是否作息混乱、不规律呢？我们的作息不应该被疫情打乱。正常的作息规律，其实是内心状态的外在体现。当我们作息正常、规律时，往往说明我们的身心处于平衡状态。反过来，规律的作息也能够帮助我们缓解疫情所带来的紧张情绪，平衡心理。此外，规律的用餐和充足的睡眠也能够帮助我们提高身体的免疫力。

那么，如何能在特殊时期让自己保持正常的作息习惯呢？我们可以做下面这样的尝试。

和我一起做

首先，你可以深呼吸，调整姿势。

然后问问自己："我现在的作息情况如何？"

"我是否能在夜间按时入睡，早晨按时且精力饱满地醒来？"

"我有没有按时吃饭，补充足够的营养？"

如果没有的话，也没关系，我们只是需要一些时间。

现在回想一下，以前作息规律的自己是什么样的？

……

回想一下，那个早晨自然醒来的情景。

外面阳光充沛，自己起来伸个懒腰之后，内心是一种什么感觉？

我们可以用伸懒腰的方式来帮助自己回忆：

我们的头部是什么感觉？颈部是什么感觉？肩部是什么感觉？腰部是什么感觉？

接着，我们感受一下自己的呼吸节奏，调整一下现在的身体姿势。

我们是否感觉呼吸变得平稳了，身体逐渐放松了？

……

我们可以继续回想。

当我们晒着太阳，坐在窗前吃早饭时，内心感受到了哪些情绪？

此时此刻，我们最想做的事是什么？想象自己正在做这件事。

想象我们吃完早饭之后，正在舒适地、自如地进行自己想做的这件事。

此时此刻，我们的思维状态如何？我们的身体感受如何？我们的内心感受如何？

回想一下，我们正清晰地思考，身体正充满着力量，内心正充满着满足与幸福。

我们可以保持这种感觉一段时间。

……

当我们感觉到身体和内心的力量后，可以睁开双眼，尝试将这种状态保持一个小时，保持一个上午，保持一整个白天。

……

晚上我们躺在床上，同样地做深呼吸，调整一个舒适的姿势，闭上双眼。

回忆一下，自己曾经很快进入睡眠时的场景。

我们的眼球是什么感觉？我们的呼吸是什么样的？我们的身体是什么样的？

我们的手指是不是有些麻麻的？我们的身体是不是逐渐轻飘飘的？我们的思维是否逐渐开始不受控制？

保持这些感觉一段时间。

……

接下来，让我们做个好梦。

扫一扫，和我一起做

好了，通过刚刚的练习，相信我们的心理状态都在慢慢变好。这时，我们可以拿出一张纸和一支笔，把自己在疫情发生之前的工作（学习）生活作息规律尽量具体地列出来：每天几点睡觉？几点起床？几点摄入三餐？上午的工作（学习）内容有哪些？下午的工作（学习）内容有哪些？以往每天娱乐保持在多长时间以内？那时我的身体感觉如何？精力如何？情绪感受如何？为了帮助自己找回以往的状态，我能够做哪些事情……

思考一下，当我如约完成一天的计划后，我能够给自己提供哪些奖励？坚持一周之后呢？坚持一个月之后呢？把这些也列出来。

按照这些内容，你可以先为自己制订一天回归计划、一周回归计划。

从明天开始，请观察自己是否能较好地执行计划。

如果还不可以的话，你需要思考，是计划的设置不够合理？还是自己没有很好执行呢？自己该如何进行调整？

当你调整好一个较合理的计划后，可以设置一些惩罚措施和鼓励措施。奖惩措施按照计划时间的长短，可以设置不同的等级。

之后，学着将注意力放在每日计划和自己已经完成或未完成的事情上，适时地给予自己奖励和惩罚，尝试坚持下去。

你还可以在每天上床睡觉之前，回想一下自己完成计划时的感觉，自己的作息回归到什么状态了？此时心情如何？

过一段时间之后，看看自己会有什么样的改变吧！

3. 转变认知：换个角度看看吧

正如之前所说，影响心理应激的一个方式是转变我们的认知。所以，我们首先要学会转移注意力。当我们把注意力转移到自己手头要做的事情上并陶醉其中后，我们就没有多余的精力再沉浸在负面认知中。比如，我们可以从自身兴趣等出发，做一些让自己情绪兴奋（如娱乐、运动等）和心态平和（如阅读、听音乐等）的活动，二者结合，可让自身情绪积极向上、心态稳定平和。然后可以尝试做一些准备和思考。我们可以结合自己的工作性质和内容，为未来做一些规划以及一些准备工作，并有意识地引导自己对将来的发展进行深度思考。因为思想探索更有助于我们变得平和、坚定。

那么，在特殊时期，如何帮助自己更好地转变认知呢？我们可以做下面这样的尝试。

和我一起做

伴随着冥想训练的音乐，沉心静气，思考这几个问题：影响我思维的内容有哪些？打扰我学习和工作的事情是什么？我可以如何避免被这些事情影响？

当我们发现自己陷入不良认知中出不来时，首先问一问自己：我现在的想法是什么？我这样想的原因是什么？我这种想法引发了我的哪些行为？这些行为对我而言，哪些是合理的，哪些是不合理的？这些行为对我以后的发展而言，哪些是有利的，哪些是不利的？

接着，我们还可以继续思考，为了下次不再有这样不合理的行为，我需要改变哪些念头？我需要付出什么样的努力？这些努力具体可以分为哪些步骤？

最后，我们可以想象一下，当我们顺利改善了自己的认知或行为之后，会是什么样的情景，自己会变成什么样？

扫一扫，和我一起做

这些练习，其实在任何时候都可以进行。尝试坚持一段时间，看看自己有什么收获吧！

4. 学会放松：别再绷着啦

    面对危机事件，紧张是难免的。例如，在新冠肺炎疫情发生后，伴随着确诊人数一天天地上升，我们心中的不安、紧张和恐慌可能都在加剧。但如果我们一直处于紧张状态，就很容易因为神经紧绷或者心理资本（能量）耗尽，而进入应激衰竭状态，这样很容易引发各种身心问题。从身体上看，我们可能不由自主地皱眉或握拳，有时候还会不自觉地紧绷身体肌肉，引发肌肉酸痛；从心理上看，我们则可能由于过度地持续关注疫情信息，而让自己充斥在"劫后余生"的阴影中。因此，学会身心放松非常重要。它能更好地帮助我们摆脱疫情的阴影，尤其是在我们回归正常的生活之后。维持松紧相间的状态，有利于提升行动效率，也能给疲惫的内心留有喘息的空间。

那么，如何能在特殊时期让自己的身心逐渐放松下来呢？我们可以做下面这样的尝试。

和我一起做

让我们从觉察和感知自己的呼吸开始吧。

平躺下来，体验腹式呼吸方法。

我们穿着舒适宽松的衣服，保持舒适的躺姿，两脚向两边自然张开，两只手臂自然地放在身体两边，感受整个身体与地面或者床面的接触。

让我们轻轻闭上双眼，缓慢地通过鼻子呼吸，感觉吸入的气体有点凉凉的，呼出的气息有点暖。吸气和呼气的同时，仔细感受腹部的涨落。

保持深而慢的呼吸，吸气和呼气的中间有一个短暂的停顿。

……

过几分钟后，坐直，把一只手放在小腹，把另一只手放在胸前，注意两手在吸气和呼气过程中的运动幅度，判断哪一只手动得更明显。

（如果放在胸部的手动得比另一只手更明显，这意味着我们采用了胸式呼吸，而非腹式呼吸。）

……

重新躺下来，尝试加深腹式呼吸。

每一次吸气，都想象着带有养分的气体流经体内，通过血液运转到我们身体的每个部位。

关注一下我们身体的哪些部位在紧张、在隐隐作痛。

每一次呼气，想象气体从那些部位流过，将那些疼痛和不舒服的感觉一点一点带走，并随着气体的呼出，排出我们身体。

扫一扫，和我一起做

当然，除此之外，我们还可以选择不同坐姿的肌肉放松法、想象放松法等方法。通过反复练习，也能让我们的紧绷感逐渐消失。

5. 相互支持：彼此倾诉一下吧

　　尤其是像新冠肺炎疫情这样的危机事件发生后，我们持续一段时间"闭门不出"，和社会产生一定的脱节，人际交往的内容变少、范围也窄了很多。我们的情绪和烦恼在这个时期，缺少了一个很好的倾诉途径，身边有朋友甚至调侃道："终于理解了我们家狗。"

　　面对突如其来的疫情，无论我们是医护人员、患者，还是普通市民，都可以明显地感觉到在无情的病毒面前，没有真正的"幸存者"，我们无一例外都是这次疫情的"受害者"。我们每个人作为社会性的个体，都渴望增强自我与社会的联结并得到社会支持。

　　在特殊时期，我们可以尝试以下这些方法来维系与社会的联结。

和我一起做

首先，请选择一个让你舒服的姿势，让我们静下心来，感受一下自己的状态。

我们可以问问自己：最近累不累？是不是有些问题已经独自扛了许久？是不是对自己太严苛了？

给自己一个鼓励的拥抱，告诉自己：我其实已经很棒了，我已经很努力地坚持很久了！

让我们来回忆一下：小时候跌倒了，爸爸、妈妈是怎样帮助我们、怎样安慰我们的？想一想，当时那种安全、温暖的感觉。

如果想不起来也没关系。

回想一下和朋友在一起时的点点滴滴，如果我们把想法向他们倾诉，他们会怎样安慰我们？

现在你感觉好一点了吗？也许，你已经明白，自己接下来应该怎么办了。

那么，试着大胆地迈出那一步吧。

扫一扫，和我一起做

照顾和处理好自己的情绪，是保护自己、爱

42   护自己的表现。需要帮助并非意味着自己是脆弱的，而是一种积极应对心理危机的方法。

　　此时此刻，我们可以仔细想想，自己身边有没有一些亲朋好友也正处于这种不适的心理状态中，我们可以拿起手机，打开微信，开启语音／视频通话，和他们聊聊最近生活中发生的琐事，向他们点点头、挥挥手，将积极的情绪带给他们。我们还可以把一些自我调整的经验分享给他们，也许他们正需要这些帮助……

我能获得成长吗？

——危机后公众的心理重建

打不垮我的，将使我更坚强。

——弗里德里希·尼采

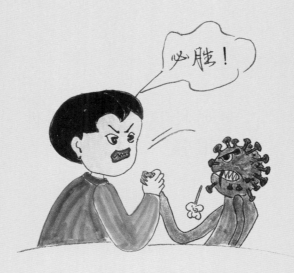

我们每个人都具备心理弹性。所以，我们一定有能力从诸如新冠肺炎疫情等危机事件的创伤经历中恢复过来。

心理弹性，是我们通过个人努力和社会支持，积极面对当前生活状况，同时获得成长和发展的能力。心理弹性强的人，不仅在跌倒后能重新站起来，也能在奋斗中创造生命的意义，改变自己的生活。

1. 心理弹性区：你的韧性其实很强

心理弹性区是反映我们适应性和灵活性的一种内在状态，是我们生理、心理和情绪系统同步运行时，身心一致的、最佳的状态。当我们处于心理弹性区时，我们有更大的能力平衡我们的思维和情感，也能想出更好的办法去解决学习、工作和生活中遇到的各种问题。

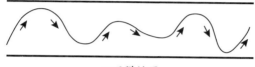

心理弹性区

　　生活并不是一帆风顺的，当我们经受压力事件或有一段创伤性经历时，就可能偏离自己的心理弹性区（如上图所示），进入比心理弹性区高或低的区域。进入比心理弹性区高的区域的人一般表现为对危险信息过度警觉、草木皆兵，进入比心理弹性区低的区域的人一般表现为唤醒迟钝、盲目乐观，觉得自己不可能遭遇危险。这时候我们需要借助一些心理重建技术，帮助自己重返心理弹性区。

2. 追踪技术：你应该追着幸福跑

追踪技术，指我们通过专注身体内部的感觉，学习辨别混乱、不安的感觉与平衡、幸福的感觉的不同，探讨有关幸福的感觉，从而使我们在身心上感到更舒服的一种技术。

当我们经历了危机事件后，一系列混乱不安（不愉悦或中性）的感觉遗留下来，破坏了幸福感。此时，我们要学会追踪自我感觉，从中辨别出使自己不安（不愉悦）的原因是什么。在此基础上，我们要学会管控自我感觉。通过想象令自己开心（喜欢）的事情（事物）而产生的平和（愉悦）的感觉，并努力体会其中的快乐，这样就能寻找到克服不安感、收获幸福感的方法。

此外，在学习使用追踪技术时，我们还可以

借助感觉提示来表达自我内在感觉的变化。我们不妨一起来试一试。

和我一起做

闭上眼睛回忆一下，某一个曾经令自己感到幸福的事物，它是什么样的呢？试着在心里去描摹它的形状，仿佛这个事物就在我们眼前，我们尽量让它更清晰一点，仔细观察，"看看"它具体是什么形状？闻起来是什么样的？听起来声音如何？尝起来是什么味道？它是有温度的吗？是什么样的温度？它的触感如何……

想到这些的时候，随时关注一下我们的内心有什么体验？我们的身体有什么感觉？试着维持这种感觉。

3. 资源技术：你其实很富有

　　资源技术，是一种构建个人优势的技术。在经历了诸如新冠肺炎疫情等危机事件后，我们有可能失去了原先的资源，比如因为被隔离而失去的自由。要想实现心理重建，我们先要重新确定一个想拥有的资源，并想象如果有了这个资源，生活会发生什么变化。资源可以是帮助我们感觉更好的人或事，也可以是某些让我们更喜欢自己的东西，如美好的记忆、某个人、某个地方、某只动物、某位精神领袖、宗教信仰或任何可以提供慰藉的东西，还可以是自己想象出来的资源。通过构建个人优势资源，帮助我们重新认识自己的能力，获得新的希望和发展，从而稳定自我情绪。

　　一起来做一个构建个人优势资源的练习吧。

和我一起做

请写下 3 种资源：

1.

2.

3.

然后圈出 1 种资源。

写下你圈出这种资源的至少 3 个相关细节。

1.

2.

3.

现在请你阅读自己的资源及 3 个相关细节。

注意当你想着这种资源时，你的身体内在有何变化，并注意那些让你感到愉悦或中性的感觉。注意你的呼吸、心率、肌肉紧张度有什么变化。在此停留一段时间。

然后写下你注意到的让你感到愉悦的内在感觉。

1.

2.

3.

4. 姿势技术: 找到你的"专属动作"

姿势，是我们通常在表达或强调某个观点、情绪或状态时出现的肢体动作，也是采用肢体动作进行表达的一种方式。不同年龄、文化、背景的人讲话时都会出现不同的姿势，个人姿势是自我最真实状态的反映。

如果我们在危机事件发生后出现了心理失衡，通过自我姿势的练习，能够帮助我们了解自我舒服的感觉，从而更快地回归心理弹性区。

一起来做一个姿势练习吧。

和我一起做

以下练习可以帮助你感觉姿势的力量。

花3秒钟想出一个自我安抚的姿势……然后数1、2、3，请做出这个姿势。当你做出自我安抚的姿势时，请注意你的内在（身体）发生了什么变化。

花3秒钟想出一个表现自信的姿势……然后数1、2、3，请做出这个姿势。当你做出这个表现自信的姿势时，请注意你的内在（身体）发生了什么变化。

花3秒钟想出一个表现快乐的姿势……然后数1、2、3，请做出这个姿势。当你做出表现快乐的姿势时，请注意你的内在（身体）发生了什么变化。

5. 转换停留技术：你其实能"跳"出来

转换停留技术，强调当创伤和（或）压力相关反应意外出现时，我们有能力把意识转换到日常活动的技术。当面对危机事件时，我们要转移自我注意力，从令自己感到悲伤转向令自己更为平静或中性感觉的地方。

最后，一起做一个转换停留训练吧。

和我一起做

当你想起一件反复发生，让人有些烦恼、痛苦的事情时，你可以做下面所列出的其中一件事情：

（1）把注意力转向让你的身体感到中性、更平静的或者较少感到不愉快的地方。

（2）关注你的身体如何与椅子、沙发、地板或床、地面接触。

（3）记住你的某个内在或外在资源，并说给自己听。

（4）记住一个可以自我安抚的、不伤害自己的姿势。

当你选择上述方法时，请注意你的身体内在发生了什么变化。

把注意力从悲伤感觉转向让你更为平静、舒服或中性的感觉。不着急，慢慢来。

注意你的心率、呼吸、肌肉放松度的变化。

练习结束时，慢慢地从头到脚审视自己的身体，注意所有积极或中性的变化，并停留几分钟。

我如何帮助别人？
——危机后公众的心理干预

心理治疗的主要目的，并不是使患者进入一种不可能的幸福状态，而是帮助他们树立一种面对苦难，哲学式的耐心和坚定。

——卡尔·荣格

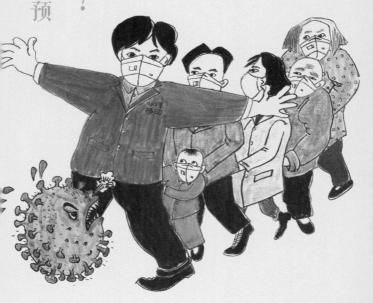

正如习近平总书记 2020 年 3 月 2 日在北京考察新冠肺炎防控科研攻关工作时强调的，"病人心理康复需要一个过程，很多隔离在家的群众时间长了会产生这样那样的心理问题，病亡者家属也需要心理疏导。要高度重视他们的心理健康，动员各方面力量全面加强心理疏导工作"。

因此，当我们学会了调整自己的身心状态之后，我们也许就拥有了可以帮助他人的力量。我们在看到自己的亲朋好友需要帮助时，往往并不缺乏热情和耐心，但需要注意的是，在心理层面帮助他人绝非一件容易的事。我们还需要掌握一些知识和规律，否则，就有可能好心帮倒忙，难以起到真正的帮助效果。

1. 三个关键技术：一个也不能少

在心理学上，对他人心理危机状态（比如遭遇新冠肺炎疫情）的干预，叫作危机干预。心理危机干预的最低目标，是在心理上帮助他人解决危机，使其功能水平至少恢复到危机发生前的水平；最高目标是提高他们的心理平衡能力，使其功能水平高于危机发生前的平衡状态。我们作为非专业人士，可以先了解一下危机干预的三个技术。

第一个：沟通和建立良好关系的技术。

一般将陷入危机事件、心理受到严重影响的人称为危机当事人，也是我们想要帮助的人。如果我们不能与他们建立良好的沟通和合作关系，后续的一些步骤就难以执行，从而就不会起到干预的最佳效果。因此，建立和保持良好沟通并相互信任，有利于危机当事人恢复自信、减少对生活的绝望、保持心理稳定和有条不紊的生活，以及改善人际关系。

同时，在沟通时，我们还需要注意的是：

（1）尽力消除内部和外部的干扰，以免影响双方诚恳沟通和表达的能力。

（2）避免双重、矛盾的信息交流，如我们口头上对危机当事人表示关切和理解，但在态度和举止上并没有给予他们专注或体贴。

（3）避免给予过多的保证，尤其是那种夸下海口式的保证，因为我们双方的能力都是有限的。

（4）多用通俗易懂的言语进行交谈。

（5）具备必要的自信，利用可能的机会改善危机当事人对自己的负面认识和思考（比如自我责备、自我贬低等）。

第二个：支持技术。

这个技术主要是给予遭遇危机的当事人精神上的支持，而不是支持他们的错误观点或行为。

我们干预的目的是尽可能地解决他们目前的危机，使他们的情绪得以稳定。我们可以给他们一些积极的暗示，比如前面心理问题自我调适中的那些内容。

同时，在干预过程中我们还需要注意的是：

（1）不应带有教育目的，避免对他们使用指责性话语。

（2）重点是平复他们的情绪，而不必急于纠正其错误认知和行为。

第三个：干预技术。

干预技术，是我们帮助当事人解决问题的技术。因为危机干预的主要目标之一是让当事人学会独立面对危机带来的困境，这不但有助于他们渡过当前的危机，而且也有利于提升他们在危机平复后的适应能力。

为此，我们可以学习以下基本策略：

（1）主动倾听并热情关注，给予他们心理上的支持。

（2）提供疏解机会，鼓励他们将自己内心的情感表达出来。

（3）解释危机所致困境的发展过程，使他们理解目前的境遇、理解他人的情感，树立自信。

（4）给予他们希望，促使他们保持乐观的态度和心境。

（5）鼓励他们培养自己的兴趣，并积极参加一些社交活动。

（6）注意社会支持系统的作用，鼓励他们多与家人、朋友、同事联系，减少孤独和内心隔离，虽然被困在家中，但一样可以通过电话进行联系。

此外，我们还可以引导当事人这么做：

（1）明确危机带给自己哪些困难和问题。

（2）提出各种可能解决问题的方法。

（3）罗列并弄清楚各种方法的利弊和可行性。

（4）选择最可取的方法（即作出决定）。

（5）考虑并计划具体的完成步骤或方案。

（6）付诸实践并验证结果。

（7）小结和评价。

2. 四个必要阶段：一点也不能乱

在知晓了心理危机干预的三个关键技术后，我们还需要了解危机干预的四个必要阶段。通过对这四个阶段的理解，我们能更清楚地知道，自己怎样做才能更好地发扬善举，有效地帮助他人。

第一阶段：问题或危机的评估。

在心理危机干预的初期，我们要全面了解和评价引发当事人逆境的诱因或事件。以疫情为例，他们的心理问题是自己不幸患上了新冠肺炎吗？还是自己认识的人不幸被感染了？再或者是其他原因所致？理解当事人的心理需求，是为其提供心理帮助的基础。同时，我们还要与他们建立起良好的关系，取得他们的信任。

这一阶段，一般需要明确目前存在的主要问

题是什么？有何诱因？什么问题必须首先解决？接下来要处理的问题是什么？是否需要家属和同事参与？有无自杀等极端行为倾向？若有这种倾向，可考虑尽快到精神科门诊就医，甚至住院治疗。

第二阶段：制订干预计划。

想要解除心理危机必须先有良好的计划，这样可以减少走弯路或避免发生意外。我们要针对危机事件的具体问题，在适合当事人能力水平和心理需要的基础上来制订计划。这个计划最好是我们引导他们一同来制订的。同时，还要考虑到当事人的文化背景、生活习俗、家庭环境等现实因素。简单地讲，危机干预计划是限时、具体、实用和灵活可变的。

这一阶段，需要理解危机对当事人生活造成的伤害，以及对其所处环境产生的影响，肯定他们的个性品质和优点（长处），确定他们所采纳的有效应对策略，同时尽量调动家庭成员和社会支持系统来共同帮助他们，共同明确计划的目标。

第三阶段：实施干预。

这是处理心理危机最主要的阶段。首先，我们需要让有自杀倾向的当事人避免自杀的实施，我们要让他们明白有更好的解决问题的方法，但注意不能给他们"画大饼""打包票"。他们中的绝大多数人正在面临重大的生活挫折，同时缺乏应对、处理和解决问题的能力，迫不得已才选择自杀作为回避和"解决"问题的唯一方法。如果能解决问题，或者还有其他方法可供选择，相当一部分当事人会放弃自杀企图。因此，围绕这一改变认知的前提，可以从以下4个方面来帮助他们：

（1）通过交谈，释放他们被压抑的情感。

（2）正确理解和认识他们所遭遇危机的发展过程。

（3）引导他们学习问题解决的技巧及心理应对的方式。

（4）帮助他们建立新的社会交往关系和环境。

第四阶段：危机的解决和随访。

一般经过 4～6 周的危机干预，绝大多数的当事人会平稳度过危机事件所引发的艰难时期，情绪症状得以缓解。此时我们应及时中断干预，减少当事人对我们的依赖性。在结束阶段，应该注意帮助他们强化新习得的应对技巧，鼓励他们在今后面临或遭遇类似问题时，学会举一反三地应用这些技巧，学着自己调整心理失衡状态，提高自我的心理适应和承受能力。

形象地说，我们进行危机干预，实际上是起到"一根拐杖"的作用。一旦他们学会自主解决和处理问题的技能，就应该让他们"扔掉拐杖"，独立面对生活。

3. 团体干预：事半功倍还是适得其反

团体心理危机干预，是与我们前面介绍的个体心理危机干预相对应的一种心理危机干预形式。遭遇自然灾害、事故灾难、突发公共卫生事件、社会安全事件等重大群体性社会事件的当事人、密切亲友、一线工作者和其他替代创伤者，往往都会面临相关或相同的心理问题或心理障碍。就像我们遇到新冠肺炎疫情一样，很多人都出现了焦虑、恐慌、抑郁和其他一些躯体化问题。这时候，我们可以根据危机当事人所面临问题的相关性组成团体，借助团体形成的氛围和力量，帮助成员在团体中得到情感宣泄，在团体中获得支持与解脱，在团体中发现自身价值、形成理性认识和适应行为。

团体心理危机干预的很多技术和步骤，与个

体心理危机干预是相似的。但是，需要特别注意的是，在团体心理危机干预中，危机当事人既是接受心理干预的人，同时又是实施心理干预的人。因此，我们要充分发挥团体心理危机干预感染力强、干预效果容易巩固和迁移的优势，及时排除团体中释放出的负性动力，避免团体破裂。这样就能让我们在遭遇新冠肺炎疫情这类群体性危机事件时，更高效地关注更多人的心理健康并为他们提供帮助。

附录1

新冠肺炎疫情下各类重点人群的
心理疏导和干预要点

根据此次新冠肺炎疫情的情况，我们将针对患者、医务工作者及相关人员、家属、被隔离人员和其他群众等不同人群，讲解心理疏导和干预过程中的重要问题。

一、患者

1. 确诊患者

他们是直面疫情冲击的人群，他们经历了在医院隔离治疗的过程，除了饱受病痛折磨，还要面临死亡威胁。隔离初期的确诊患者可能因为过于恐惧而变得麻木，否认疾病的威胁；还可能因焦虑而失眠，变得愤怒并富有攻击性；或者存在抑郁、失望、抱怨等情况。此外，有的人可能产生孤独感；有的人可能因为对疾病的恐惧而不配合甚至放弃治疗；还有人可能一开始对治疗效果过度乐观和期望过高，很容易因治疗达不到预期效果而变得失望且更加敏感。

因此，我们首先要理解他们出现这样的情绪反应属于正常的心理应激反应。我们如果事先有所准备，便不会被他们的攻击和悲伤行为所激怒，甚至失去立场或过度卷入等。同时，我们还要及时评估他们的自杀、自伤或攻击风险，做好充分的预警和应对准备。在此基础上，我们对他们的干预要以支持和安慰鼓励为主，稳定患者情绪。当他们可以冷静思考后，我们根据他们能够接受的程度，如实客观地与其沟通病情和外界疫情，使他们心中有数，慢慢减轻焦虑和恐慌。必要时，我们还可以帮助他们与外界亲人沟通，帮助他们向亲人转达信息，给予他们更多的社会支持和安全感。此外，我们也可以通过一些积极暗示的技巧，给予他们鼓励和更多的勇气，帮助他们以更积极的心态应对疾病。

2. 疑似患者

他们面对的是等待"判刑结果"，其内心恐

慌不安的程度不亚于确诊患者。其中，有的人可能会为了减轻自己的恐惧，心存侥幸、不重视病情。除了承受疾病不确定性所带来的恐慌，他们还可能承受着被他人疏远、躲避和排挤的压力，并由此感受更大的无助感，从而变得更加焦躁。

因此，我们首先要帮助他们了解更多关于自己身体状况的可靠信息，帮助他们变"未知"为"已知"，从而减轻他们的恐慌感。同时，我们还可以帮助他们了解和接纳自己的情绪反应，寻找逆境中的积极意义，帮助他们改变"所有的事情都很糟糕"的认知。我们既要鼓励他们健康饮食和规律作息，通过读书、听音乐等方式进行积极的自我调整，也要鼓励他们通过微信语音或视频通话等方式，与亲友保持联系，以便在积极的社会支持中，获得更多的勇气和力量。

二、医务工作者及相关人员

1. 医务工作者

他们是距离病毒最近的人，他们争分夺秒地与死神抗争，他们全力以赴只为救回更多的人。由于担负着巨大的工作强度和工作压力，他们难免出现失眠、紧张、疲劳甚至耗竭等情况。除此之外，他们还可能承受着面对患者死亡的挫败或自责，担心被感染、担心家人和害怕家人担心的焦虑，以及因为患者的愤怒和攻击等带来的委屈和无助。

因此，我们首先要帮助他们疏解面对患者死亡的无助和自责，赞扬他们为疫情做出的贡献，让他们明白在这样的特殊时期，他们其实已经做得很好了。然后，我们需要向他们分享一些放松的方法，帮助他们学会给自己放松。此外，我们可以积极创造条件，让他们有机会多和家人沟通，这会是很好的"心理抚慰剂"。

2. 基层一线工作者、社会工作者和志愿者等

他们同样忙碌在疫情防控的第一线。他们要服务好患者的密切接触者、居家隔离人员和更多的普通群众，除了可能出现失眠、疲劳、耗竭，还可能因为过度共情或替代性创伤，而感到抑郁、绝望等。

因此，我们除了要理解并倾听他们内心的想

法，还要为他们及时提供相应的督导，缓解他们面对群众心理创伤时的内心压力，并为他们做好工作提供指导建议。同时，我们也要肯定他们的工作努力，肯定他们工作的价值意义。我们还可以借助一些团体危机干预的手段，让他们在互相支持中汲取力量。

三、家属

1. 患者家属

作为与确诊患者接触最紧密的人，他们可能有躲避、不安，以及等待家人健康出院的焦虑。同时，他们也可能出现盲目勇敢，甚至拒绝防护、拒绝居家观察等举动。

因此，我们不仅要理解他们恐慌焦虑的心理，还要帮助他们释放紧张情绪，尤其是其对患者的担忧。同时，我们要向他们普及心理重建期的知识，让他们体会到接受现状和进行积极的心理调适的益处。

2. 医务工作者家属

他们一方面知道关键时刻非常需要医务工作

者站出来"挑起担子",另一方面又怕家人在医院过度劳累或者感染病毒。因此,他们的内心冲突、挣扎,以及对家人的牵挂都是很强烈的。

因此,我们要理解他们对家人的牵挂和内心冲突,引导他们放轻松、学会将注意力转移到生活和工作的其他方面,带领他们做好积极心理调整。我们还可以鼓励他们在空闲时,与在医院工作的家人打电话,彼此支持和鼓励。

3. 亡者家属

在疫情之下,有不少患者最终没能战胜病毒,也有不少医务工作者和相关人员倒在了工作岗位上。家属一定悲痛万分,除了哀伤,家属可能会持续地心情低落,陷入抑郁状态,难以接受家人离去的现实。他们还可能伴随噩梦、失眠或嗜睡,出现整日以泪洗面、食欲不振等情况。

因此,我们要给予他们更多的心理支持与抚慰,鼓励他们并为其提供发泄悲伤情绪的机会,否则负面情绪的积压可能会使他们心理防线全面崩溃。我们可以通过空椅子技术等,帮助他们体验并慢慢解决内心冲突,积极面对未来的生活。

我们还可以通过积极想象技术等，帮助他们找回迎接未来生活的动力。

四、被隔离人员

这些被居家或集中隔离观察的人员，他们可能因为长时间被隔离、不能出门而扰乱了生活作息。他们也会存在被他人疏远、躲避的压力感、委屈感，以及被隔离后的孤独感等。他们还可能因为担心自己出现各种意外情况却没人发现，从而陷入焦虑、恐慌之中。

因此，我们要主动通过线上心理危机干预的方式，定时定点与他们做好沟通，恰当运用倾听和共情技术，帮助他们宣泄负面情绪。我们还要向他们传授一些正念练习、冥想练习等心理调适方法，鼓励他们在隔离期间通过深度思考或做一些自己感兴趣的事来转移注意力。

五、其他群众

在开展其他群众的心理干预工作中，我们尤其要关注老、弱、病、残、孕等重点人群。

1. 老年人

老年人信息获取渠道闭塞，可能会出现恐慌、烦闷心理，还可能因为子女没有办法陪在身边，从而加重他们的孤独感和无用感。因此，我们要用通俗易懂的方式，引导老年人关注自己的身心健康。同时，与他们做好沟通，帮助他们缓解孤独感，还要通过无条件积极关注，增加他们对自身价值的认同。

2. 儿童

儿童的认知水平较低，还不太能理解外界到底发生了什么，只能听从父母的安排，闷在家中。因为不能出去玩耍，他们可能感觉无聊，没有办法去上课，见不到老师、同学，他们的生活作息和学习规律也可能被打乱。此时，父母如果采取打、骂等不恰当的教育方式，很可能加重孩子的恐慌和不安。因此，我们不仅要以孩子能理解的方式，向他们解释病毒是什么、为什么要待在家里不能去上学等问题，还要向父母传授正确恰当的教育方式，比如通过陪伴孩子画画、游戏等让孩子能够表达自己的情绪，或是跟孩子一起制订生活学习计划，设置适当的奖惩措施，培养孩子的学习兴趣等。此外，我们还建议父母准备玩偶等，让孩子抱抱玩偶，找回安全舒适的感觉。

3. 残疾人

部分残疾人（尤其是精神残疾人）可能出现病情反复、情绪失调、行为异常等情况，有的还可能加重攻击性，以不恰当的方式表达焦躁等负面情绪，给家属造成不同程度的身心伤害或内心冲突。因此，我们要努力维护好残疾人家庭的心态平衡，帮助他们的家属学习一些沟通技巧，在理解残疾人的基础上，允许他们发泄情绪，并尽可能引导他们以更恰当的方式表达情绪。我们还要充分理解残疾人家属在特殊时期的辛苦和疲惫，通过一些放松技术做好他们的情绪疏导工作。

4. 孕产妇

孕产妇由于身体激素水平的变化，本来就容易出现抑郁、焦虑、不满、自责、对胎儿过分担忧等各种负面情绪，而在特殊时期更容易加重她们的身心不适。因此，我们可以向她们传授一些孕育知识，缓解她们的过分焦虑。还可以通过一些心理支持技术、放松技术等，帮助她们排解抑郁、恐惧等负面情绪，帮助她们放松身心。此外，我们也要注意向她们的家属尤其是丈夫普及相关的心理健康知识，指导他们给予孕产妇更多的安抚和支持。

除了以上 5 类重点人群的针对性心理干预技巧，还需要注意的是，重点人群可能在 3～6 个月之后出现创伤后应激障碍（PTSD）的症状，比如自伤、伤人、自杀等。因此，我们的心理危机干预一定要维持必要的周期性，做好他们各个阶段的心理危机状态评估，对于有意外风险的人群要重点关注并及时给予必要的干预。同时，也要注意心理危机干预的完整性，避免发生二次创伤等情况。

附录 2

全国部分心理援助热线电话汇总

全国部分心理援助热线电话汇总情况如下表。

全国部分心理援助热线电话

序号	地区	热线电话
1	北京市	800-810-1117； 010-82951332
2	天津市	022-88188858； 022-88188239
3	河北省	0312-96312
4	山西省	0351-8726199
5	内蒙古自治区	0471-12320-5
6	辽宁省	024-12320-3
7	吉林省	0431-12320-6
8	黑龙江省	0451-12320
9	上海市	021-12320-5
10	江苏省	025-83712977； 025-58329123
11	浙江省	0571-85029595
12	安徽省	0551-63666903； 4001619995

安心归来——危机后的心理重建

续表

序号	地区	热线电话
13	福建省	0591-85666661
14	江西省	0791-88330120
15	山东省	0531-88942284
16	河南省	0373-7095888
17	湖北省	027-85844666； 027-87755779； 027-59761866
18	湖南省	0731-12320； 0731-85292999
19	广东省	020-12355； 020-12320-5
20	广西壮族自治区	0772-3136120
21	海南省	0898-96363
22	重庆市	023-12320-1
23	四川省	028-12320-4
24	贵州省	0851-88417888
25	云南省	0871-12320-5； 0871-12320-6
26	西藏自治区	15726787719
27	陕西省	4008960960
28	甘肃省	0931-12320-5
29	青海省	0971-8140371
30	宁夏回族自治区	0951-2160707
31	新疆维吾尔自治区	0991-3016111； 19945815880

附录 3

南京市江宁区心理危机干预实施意见

【编者按】

正如习近平总书记 2020 年 2 月 14 日在中央全面深化改革委员会第十二次会议上所强调的，这次抗击新冠肺炎疫情，是对国家治理体系和治理能力的一次大考。如果把思考如何"从体制机制上创新和完善重大疫情防控举措，健全国家公共卫生应急管理体系，提高应对突发重大公共卫生事件的能力水平"，聚焦到"加强社会心理服务体系建设，培育自尊自信、理性平和、积极向上的社会心态"上，那么考验的就是我们的心理危机干预能力。以下是我们对于新冠肺炎疫情后江宁心理危机干预长效机制建设问题的思考，供其他地区和兄弟单位参考借鉴。

危机伴随着人一生的发展，没有人能在其一生中完全避免出现危机状况。当前江宁经济社会发展正处于快速转型期，群众的心理问题日益凸显，加之各类疫情、灾情、事故等危机事件时有发生，导致各类心理危机不断出现。为增强心理危机干预能力，帮助危机当事人稳定情绪、缓解急性应激症状、重建各项心理和社会功能，促进家庭和谐和社会发展，制定本实施意见。

一、指导思想

以习近平新时代中国特色社会主义思想为指引，全面贯彻党的十九大和十九届二中、三中、四中全会精神，认真落实习近平总书记关于心理卫生与健康工作的系列重要讲话和指示批示精神，按照《精神卫生法》《全国精神卫生工作规划（2015—2020年）》《"健康中国2030"规划纲要》《关于加强心理健康服务的指导意见》《全国社会心理服务体系建设试点工作方案》等法律规划政策要求，健全江宁社会心理服务体系和危机干预机制，进一步缓解群众日益增长的心理健康需要和不充分、不均衡的心理健康服务供给之间的矛盾，增强群众心理健康意识，提高群众心理健康素质，控制群众心理健康风险，改善群众心理健康状况，尤其在社会矛盾纠纷的预防、调处和化解中充分发挥作用，为江宁推进社会主义现代化建设试点、"南京创新名城核心区"建设和高质量发展走在最前列，释放更加积极稳定的社会心态环境。

二、基本原则

——**注重预防，未雨绸缪。**心理危机干预不仅要服务处于心理危机状态的人群，也要关注存在心理危机倾向的人群，更要提高全社会的心理健康意识和心理健康素质，不断增强各类群体应对危机事件的心理能力，从而做到防患于未然。

——**生命第一，以人为本。**心理危机干预不同于一般的心理咨询，时限性更高、复杂性更强，要牢固树立生命至上的理念，恪守心理干预专业伦理，最大限度、尽最大努力维护好危机当事人及其他相关者的生命安全，防止二次伤害的发生。

——**分类施策，有序推进。**心理危机干预具有长期性、系统性的特点，要将事件前的危机心理预防机制、事件中的心理应急干预机制和事件后的持续心理救助机制协同推进，逐步构建完整的心理危机干预制度体系和长效机制。

三、重点对象

心理危机干预的重点对象是遭遇突发或重大应激事件，情绪剧烈波动或认知、躯体或行为方面有较大改变，且用平常解决问题的方法暂时不能应对或无法应对眼前危机的当事人及其他相关者。主要包括：

（1）遭遇自然灾害、事故灾难、突发公共卫生事件、社会安全事件等重大社会事件的当事人、密切亲友、一线工作者和其他替代创伤者；

（2）经历自杀、他杀、虐待、成瘾、临危、居丧、情变、破产等重大生活事件或变故的当事人、密切亲友和其他替代创伤者；

（3）存在严重性格缺陷（尤其是过于内向孤僻或存在暴力倾向）、心理问题（尤其是抑郁）、人际危机、适应不良、躯体疾病等，以及长期缺乏（或丧失）社会支持的当事人；

（4）其他长期处于学习、工作或生活高压下的当事人等。

四、主要内容

心理危机干预是一项系统工作，要坚持事前预防与事后干预相结合、个体干预与团体干预相统一，要全面协调、统筹推进。

（一）心理危机教育

要通过心理危机教育，培养个人和集体的危机意识，正确认识危机和合理看待危机，既要有防范危机的思想准备，也要有应对危机的心理准备，从而降低心理危机的发生率和严重性，以及帮助个人和集体从容、有效应对危机。

一是扩大心理危机教育受众范围。心理危机教育不仅要覆盖到重点对象，也要重点加强对儿童青少年、老人、妇女、残疾人及其他特殊人群和职业人群的针对性教育，并逐步拓展到全部群体，以此来树立全社会的心理健康意识，培养积极的心理品质，增强心理调适能力和社会适应能力，预防和缓解心理问题，提高在危机情境下的心理应激能力，减少心理危机的发生。

二是丰富心理危机教育内容。心理危机教育不仅要有效解决现有的心理问题，更要全面预防可能发生的心理问题，要把增强个人和集体的心理素质、促进个人和集体的心理发展，作为心理危机教育的重要目标。要把心理健康教育、生命安全教育、自我意识教育、危机应对教育等系统融入心理危机教育中。

三是增强心理危机教育协同合作。既要密切联系学校，充分发挥好学校在心理危机教育中至关重要的作用，更要加强家庭、社区、社会的协同互动，充分调动起社会组织和社会工作者、志愿者的主动性和积极性，把心理危机教育融入生活的全方位和生命的全过程中。

四是利用心理危机事件开展心理危机教育。无论是个人还是集体，从灾难和困境中学到的会比平常多得多。要充分利用心理危机案例、抓住心理危机事件，开展心理危机教育，培养和锻造个人和集体的非智力的品质、不屈的意志、坚定的信念，以及承受和解决心理危机的能力。

五是充分发挥媒体宣传作用。要广泛运用文字、图画、声音、图像等传播形式，充分利用广播、电视、报纸、互联网等传播平台，开展心理危机教育宣传工作。要把心理危机教育融入群众文化生活，处理好心理危机教育和稳定社会心态的关系，让理性平和、积极向上成为全社会的心理共识。

（二）心理危机干预

心理危机干预的主要内容涉及个体和团体，包括 3 项持续性重点工作和 4 项阶段性焦点工作。

1. 3 项持续性重点工作

对危机当事人提供持续的危机评估、安全保障和心理支持，是贯穿心理危机干预始终的重点工作内容。

一是做好危机评估工作。危机评估是心理危机干预的前提和基础。在条件允许的情况下，心理危机干预工作者在开展心理危机干预前，应当尽可能全面地对危机当事人的认知、情感和行为反应进行细致的评估。同时，无论评估内容和结果如何，心理危机干预工作者都应在心理危机干预过程中不定期地或多次反复地对危机当事人开展评估。

二是做好安全保障工作。安全保障是心理危机干预过程中的一项重要工作。在最初的紧急心理援助中，保障安全是要尽可能降低危机事件对危机当事人的生命威胁。随着心理危机干预的推进，保障安全不仅是要确保自杀或他杀事件中相关人员的生命安全，还要确保在多种危机事件中不让危机当事人独处。此外，安全保障还应当充分兼顾涉及与危机事件有关的儿童、救援人员以及心理危机干预者的身心安全。

三是做好心理支持工作。心理支持是心理危机干预过程中的另一项重要工作。在最初的紧急心理援助中，心理危机干预工作者要把对危机当事人提供心理支持作为首要目标。危机事件越大，危机当事人的反应越严重，就越需要心理危机干预工作者对危机当事人提供持续的、更多的心理支持。此外，心理危机干预工作者不仅要在危机事件发生时支持危机当事人，还要有意识地考虑和谋划危机事件结束之后能够继续为危机当事人提供稳定心理支持的各种资源。

2. 4项阶段性焦点工作

与危机当事人建立关系，帮助危机当事人重建控制、解决问题，对危机当事人开展后续追踪，是心理危机干预各个关键环节上的焦点工作。

一是建立关系。在对危机当事人提供心理危机干预前，心理危机干预工作者要首先站在危机当事人的立场上，并且表达出对危机当事人真诚的认同，愿意与危机当事人一起共克危机。

二是重建控制。在与危机当事人建立起相互信任的心理联结后，心理危机干预工作者要帮助危机当事人逐步调节其对危机事件的反应，包括在心理危机干预期帮助危机当事人重建控制，以及在心理重建期提高危机当事人的重建控制能力。

三是解决问题。心理危机干预工作者应从危机当事人的角度去定义和理解危机事件。在危机被界定或问题被解释后，心理危机干预工作者要及时帮助危机当事人制定有助于危机解决的措施。心理危机干预工作者应当尽可能充分地调动起危机当事人的积极性，进行解决措施的头脑风暴、发现可能获得的额外帮助、挖掘潜在资源、评估计划的操作性和有效性，以及选取符合现实的措施。心理危机干预工作者应给予危机当事人充分的鼓励，帮助危机当事人在解决问题的过程中获得自主性和掌控感。

四是持续追踪。在经历了危机事件后，危机当事人容易沉浸其中，而减少对当前环境的觉察。心理危机干预工作者要通过持续的追踪，可以是正式的，也可以是非正式的，积极引导危机当事人将注意力转移到当前环境及其变化中，并逐渐采取一些措施加以调整。

3. 团体心理危机干预

团体心理危机干预是与个体心理危机干预相对应的一种心理危机干预形式。群体性重大危机事件的当事人、密切亲友、一线工作者和其他替代创伤者，往往面临相似或相通的心理问题或障碍，心理危机干预工作者要根据危机当事人所面临的心理问题的相关性组成团体，借助团体形成的氛围和力量，帮助成员在团体中得到情感宣泄，在团体中获得支持与解脱，在团体中发现自身价值、形成理性认识和适应行为。在团体心理危干预中，危机当事人既是接受心理干预的人，又同时是实施心理干预的人，心理危机干预工作者要充分发挥团体心理危机干预感染力强、干预效果容易巩固和迁移的优势，并及时排除团体中释放出的负性动力，避免团体破裂。

五、保障机制

心理危机干预具有复杂、分类与分阶段开展和持续跟进等特点，是一项长期、艰巨的工作，建立起相应的保障机制，将为心理危机干预的长效开展奠定更坚实的基础。

一是建立健全心理危机干预筛查预警机制。心理危机干预要坚持"早发现、早预防、早干预"，要从心理危机干预的重点对象入手，充分借助信息化手段，稳步推进覆盖全面的心理健康筛查评估工作，落实登记报告制度，及时发现潜在的心理危机干预对象，通过将心理危机干预的关口不断前移，从而织密织牢心理健康防护网。

二要建立健全心理危机干预应急响应机制。要构建"全方位的心理健康普及""全周期的心理健康评估"和"全过程的心理健康服务"紧密衔接的心理危机干预和心理援助服务模式，并同步研究制定心理危机干预应急预案，定期做好心理危机干预培训和演练，在实践中不断提高心理危机干预应急反应能力，确保在危机事件发生时，能及时响应、有效应对、科学处置。

三是建立健全心理危机干预信息沟通机制。 既要加快建立"区—街道—社区—家庭"四位一体的自上而下和自下而上的双向心理危机干预信息共享渠道，还要通过社会心理服务网、心理援助热线等载体，进一步畅通心理援助信息沟通渠道，扩大心理危机干预和心理援助平台的社会影响力和使用率。

四是建立健全心理危机干预组织保障体系。 要坚持"预防为主、防治结合、重点干预、广泛覆盖、依法管理"等心理危机干预工作原则，坚持"政府主导、专业援助、社会参与"的心理危机干预工作模式，成立心理危机干预和心理健康指导中心，充分挖掘和利用既有社会资源，发挥好社会工作者和社区工作者作用，把心理危机干预工作的重点更好地向基层延伸和向社区下沉。同时，还要加大心理危机干预的经费支持，加强对心理危机干预各项工作的经费保障。

五是建立健全心理危机干预智力支持体系。要加强心理危机干预人才队伍的专业化、系统化建设，组建心理危机干预工作领导小组和专家指导组，建立心理危机干预专业人才储备库，完善心理危机干预资质认证、督导和继续教育制度，做好心理危机干预的相关科学研究，强化对基层、社区和其他一线心理危机干预工作者的培训和培养，不断充实志愿者队伍和做好志愿者服务管理工作。

附录3　南京市江宁区心理危机干预实施意见

附件1:

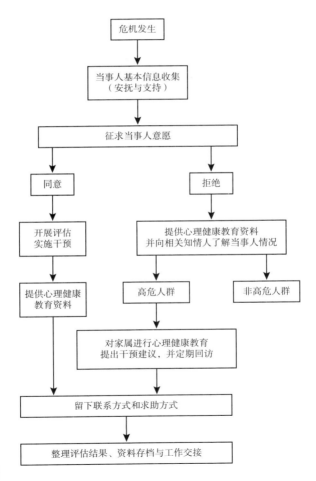

江宁区心理危机干预工作流程图

```
        ┌──────────┐
        │ 危机发生 │
        └──────────┘
             │
   ┌───────────────────────┐
   │ 当事人基本信息收集     │
   │ （安抚与支持）         │
   └───────────────────────┘
             │
   ┌───────────────────────┐
   │    征求当事人意愿      │
   └───────────────────────┘
        │            │
     ┌──────┐     ┌──────┐
     │ 同意 │     │ 拒绝 │
     └──────┘     └──────┘
        │            │
  ┌──────────┐  ┌─────────────────────────┐
  │ 开展评估 │  │ 提供心理健康教育资料     │
  │ 实施干预 │  │ 并向相关知情人了解当事人情况 │
  └──────────┘  └─────────────────────────┘
        │          │              │
  ┌──────────┐ ┌──────────┐ ┌────────────┐
  │ 提供心理健康│ │ 高危人群 │ │ 非高危人群 │
  │ 教育资料   │ └──────────┘ └────────────┘
  └──────────┘      │
            ┌──────────────────────────┐
            │ 对家属进行心理健康教育     │
            │ 提出干预建议，并定期回访   │
            └──────────────────────────┘
        │
  ┌───────────────────────────┐
  │   留下联系方式和求助方式    │
  └───────────────────────────┘
        │
  ┌───────────────────────────────┐
  │ 整理评估结果、资料存档与工作交接 │
  └───────────────────────────────┘
```

附件 2：

江宁区心理危机干预评估表

危机事件 （简要确定和描述危机的情况）		

情感方面 简要确定和描述目前的情感表现 （如同时存在几种情感症状，请标示主次）		
愤怒／敌对		
焦虑／恐惧		
沮丧／忧愁		

<table>
<tr><td colspan="3">情感损害严重程度量表
（根据当事人对危机的反应，在下列恰当的数字处画圈）</td></tr>
<tr><td>1</td><td>未见
损害</td><td>情绪状态稳定，对日常活动情感表达适切。</td></tr>
<tr><td>2
3</td><td>轻微
损害</td><td>情感对环境反应适切，对环境变化只有短暂的负性情感流露，不强烈，情绪完全能由当事人自控。</td></tr>
<tr><td>4
5</td><td>轻度
损害</td><td>情感对环境反应适切，但对环境变化有较长时间的负性情感流露，当事人能意识到需要自我控制。</td></tr>
<tr><td>6
7</td><td>中度
损害</td><td>情感环境反应有脱节，常表现出负性情感，对环境变化有较强烈的情感波动。情感状态虽然比较稳定，但需要努力控制情绪。</td></tr>
</table>

8	显著	负性情感体验明显超出环境的影响，情感
9	损害	与环境明显不协调，心境波动明显，当事人意识到负性情感，但不能控制。
10	严重损害	完全失控或极度悲伤。

认知方面		
如果有侵犯、威胁或丧失，则予以确定，并简要描述		
（如同时存在几种认知症状，请标示主次）		

生理／环境方面	侵犯	
（饮食、水、安全、居处等）	威胁	
	丧失	
心理方面	侵犯	
（自我认识、情绪表现、认同等）	威胁	
	丧失	
社会关系方面	侵犯	
	威胁	
（家庭、朋友、同事等）	丧失	
道德／精神方面	侵犯	
（个人态度、价值观、信仰等）	威胁	
	丧失	

认知损害严重程度量表		
（根据当事人对危机的反应，在下列恰当的数字处画圈）		
1	未见损害	注意力集中，解决问题和做决定的能力正常。当事人对危机事件的认识和感知与实际情况相符合。

续表

2 3	轻微 损害	当事人的思维集中在危机事件上，但思维能受意志控制。问题解决和作决定的能力轻微受损。对危机事件的认识和感知基本与现实相符合。
4 5	轻度 损害	注意力偶尔不集中，感到较难控制对危机事件的思考；解决问题和作决定的能力降低。对危机事件的认知和感知与现实情况所预计的在某些方面有偏差。
6 7	中度 损害	注意力时常不能集中。较多地考虑危机事件而难以自拔。解决问题和作决定的能力因为强迫性思维、自我怀疑和犹豫而受到影响。对危机事件的认识和感知与现实情况可能有明显的不同。
8 9	显著 损害	沉浸于对危机事件的思虑，因为强迫、自我怀疑和犹豫而明显地影响了当事人解决问题和作决定的能力。对危机事件的认知和感知可能与现实情况有实质性差异。
10	严重 损害	除了危机事件，不能集中注意力。因为受强迫、自我怀疑和犹豫的影响，丧失了解决问题和作决定的能力。因为对危机事件的认识和感知与现实情况明显有差异，从而影响了其日常生活。
行为方面 确定和简要描述目前的行为表现 （如同时存在几种行为表现，请标示主次）		
接近		

附录3　南京市江宁区心理危机干预实施意见

续表

回避	
无能动性	

行为损害严重程度量表
（根据当事人对危机的反应，在下列恰当的数字处画圈）

1	未见损害	对危机事件的应付行为恰当，能保持必要的日常功能。
2 3	轻微损害	偶尔有不恰当的应付行为，能保持正常必要的日常功能，但需要努力。
4 5	轻度损害	偶尔出现不恰当的应付行为，有时有日常功能的减退，表现为效率的降低。
6 7	中度损害	有不恰当的应付行为，且没有效率。需要花很大精力方能维持日常功能。
8 9	显著损害	当事人的应付行为明显超出危机事件的反应，日常功能表现明显受到影响。
10	严重损害	行为异常，难以预料。并且对自己或对他人有伤害的危险。

心理危机严重程度评估（评分）

计分与小结	情感		总分	
	认知			
	行为			

后记：蓄势出发

　　全书内容到此告一段落。相信我们已经对心理应激、心理重建和心理危机干预有了更深刻的体会。事实上，我们所看到的内容也正是贴合了心理危机发展的 3 个阶段。当疫情等危机事件发生，引起我们的心理危机时，我们会从危机前的心理平衡状态开始崩塌，进入情绪崩溃的脆弱期，平常的应对技巧都被紧张取代，心理便失去了平衡。实际上，我们的脆弱期一般不会超过一个半月。如果我们能在此时有效利用一些技巧来应对，就能较好地度过危机时期，进入心理重建期，有时候我们重建的心理平衡状态甚至能比危机发生前的状态更好。所以，困境有时候也是一种际遇，不要轻易放弃让自己成长的机会。

让我们正式与危机事件所带来的负面情绪道别吧！让我们带着对未来的期许，带着对这美丽世界的热爱，用更好的自己，迎接更好的明天！

陈沛然

2020 年小暑·于江宁竹山